Libro di bordo del dolore

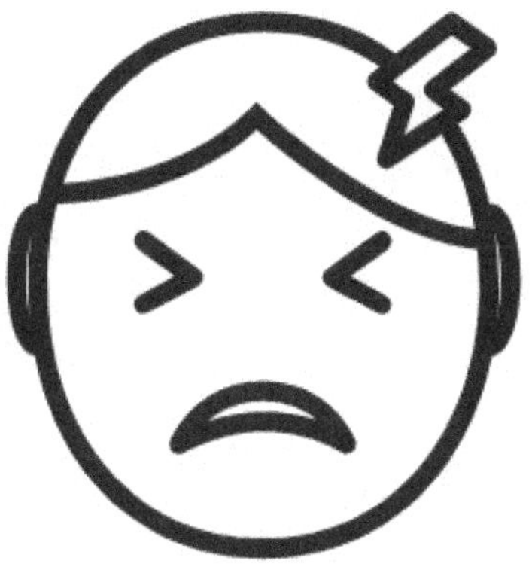

Questo libro appartiene a:

Questo libro di bordo registra date, energia, attività, sonno, livelli/area di dolore, pasti e molte altre cose utili.

Libro di bordo del dolore

Data :-		Lun	Mar	Mer	Gio	Ven	Sab	Dom

Area del dolore

Inizio	Fine

Durata

Sito del corpo

Fronte	Retro
Sinistra	Destra

Gravità

1	2	3	4	5	6	7	8	9	10

Inizio	Fine

Durata

Sito del corpo

Fronte	Retro
Sinistra	Destra

Gravità

1	2	3	4	5	6	7	8	9	10

Inizio	Fine

Durata

Sito del corpo

Fronte	Retro
Sinistra	Destra

Gravità

1	2	3	4	5	6	7	8	9	10

Energia

☆ ☆ ☆ ☆ ☆

Attività

☆ ☆ ☆ ☆ ☆

Dormire

☆ ☆ ☆ ☆ ☆

Altri sintomi	Trigger	Misure di soccorso

Commenti

Libro di bordo del dolore

Data :-		Lun	Mar	Mer	Gio	Ven	Sab	Dom

Area del dolore

Inizio	Fine

Durata

Sito del corpo

Fronte	Retro
Sinistra	Destra

Gravità

1	2	3	4	5	6	7	8	9	10

Inizio	Fine

Durata

Sito del corpo

Fronte	Retro
Sinistra	Destra

Gravità

1	2	3	4	5	6	7	8	9	10

Inizio	Fine

Durata

Sito del corpo

Fronte	Retro
Sinistra	Destra

Gravità

1	2	3	4	5	6	7	8	9	10

Energia

☆ ☆ ☆ ☆ ☆

Attività

☆ ☆ ☆ ☆ ☆

Dormire

☆ ☆ ☆ ☆ ☆

Altri sintomi	Trigger	Misure di soccorso

Commenti

Libro di bordo del dolore

Data :-		Lun	Mar	Mer	Gio	Ven	Sab	Dom

Area del dolore

Inizio	Fine

Durata

Sito del corpo

Fronte	Retro
Sinistra	**Destra**

Gravità

1	2	3	4	5	6	7	8	9	10

Inizio	Fine

Durata

Sito del corpo

Fronte	Retro
Sinistra	**Destra**

Gravità

1	2	3	4	5	6	7	8	9	10

Inizio	Fine

Durata

Sito del corpo

Fronte	Retro
Sinistra	**Destra**

Gravità

1	2	3	4	5	6	7	8	9	10

Energia

☆ ☆ ☆ ☆ ☆

Attività

☆ ☆ ☆ ☆ ☆

Dormire

☆ ☆ ☆ ☆ ☆

Altri sintomi	Trigger	Misure di soccorso

Commenti

Libro di bordo del dolore

Data :-		Lun	Mar	Mer	Gio	Ven	Sab	Dom

Area del dolore

Inizio	Fine

Durata

Sito del corpo	
Fronte	Retro
Sinistra	Destra

Gravità

1	2	3	4	5	6	7	8	9	10

Inizio	Fine

Durata

Sito del corpo	
Fronte	Retro
Sinistra	Destra

Gravità

1	2	3	4	5	6	7	8	9	10

Inizio	Fine

Durata

Sito del corpo	
Fronte	Retro
Sinistra	Destra

Gravità

1	2	3	4	5	6	7	8	9	10

Energia

☆ ☆ ☆ ☆ ☆

Attività

☆ ☆ ☆ ☆ ☆

Dormire

☆ ☆ ☆ ☆ ☆

Altri sintomi	Trigger	Misure di soccorso

Commenti

Libro di bordo del dolore

Data :-		Lun	Mar	Mer	Gio	Ven	Sab	Dom

Area del dolore

Inizio	Fine	Sito del corpo	
Durata		Fronte	Retro
		Sinistra	Destra

Gravità

1	2	3	4	5	6	7	8	9	10

Inizio	Fine	Sito del corpo	
Durata		Fronte	Retro
		Sinistra	Destra

Gravità

1	2	3	4	5	6	7	8	9	10

Inizio	Fine	Sito del corpo	
Durata		Fronte	Retro
		Sinistra	Destra

Gravità

1	2	3	4	5	6	7	8	9	10

Energia

☆ ☆ ☆ ☆ ☆

Attività

☆ ☆ ☆ ☆ ☆

Dormire

☆ ☆ ☆ ☆ ☆

Altri sintomi	Trigger	Misure di soccorso

Commenti

Libro di bordo del dolore

Data :-		Lun	Mar	Mer	Gio	Ven	Sab	Dom

Area del dolore

Inizio	Fine

Durata

Sito del corpo

Fronte	Retro
Sinistra	Destra

Gravità

1	2	3	4	5	6	7	8	9	10

Inizio	Fine

Durata

Sito del corpo

Fronte	Retro
Sinistra	Destra

Gravità

1	2	3	4	5	6	7	8	9	10

Inizio	Fine

Durata

Sito del corpo

Fronte	Retro
Sinistra	Destra

Gravità

1	2	3	4	5	6	7	8	9	10

Energia

☆ ☆ ☆ ☆ ☆

Attività

☆ ☆ ☆ ☆ ☆

Dormire

☆ ☆ ☆ ☆ ☆

Altri sintomi	Trigger	Misure di soccorso

Commenti

Libro di bordo del dolore

Data :-		Lun	Mar	Mer	Gio	Ven	Sab	Dom

Area del dolore

Inizio	Fine

Durata

Sito del corpo

Fronte	Retro
Sinistra	Destra

Gravità

1	2	3	4	5	6	7	8	9	10

Inizio	Fine

Durata

Sito del corpo

Fronte	Retro
Sinistra	Destra

Gravità

1	2	3	4	5	6	7	8	9	10

Inizio	Fine

Durata

Sito del corpo

Fronte	Retro
Sinistra	Destra

Gravità

1	2	3	4	5	6	7	8	9	10

Energia

☆ ☆ ☆ ☆ ☆

Attività

☆ ☆ ☆ ☆ ☆

Dormire

☆ ☆ ☆ ☆ ☆

Altri sintomi	Trigger	Misure di soccorso

Commenti

Libro di bordo del dolore

Data :-		Lun	Mar	Mer	Gio	Ven	Sab	Dom

Area del dolore

Inizio	Fine

Durata	

Sito del corpo

Fronte	Retro
Sinistra	Destra

Gravità									
1	2	3	4	5	6	7	8	9	10

Inizio	Fine

Durata	

Sito del corpo

Fronte	Retro
Sinistra	Destra

Gravità									
1	2	3	4	5	6	7	8	9	10

Inizio	Fine

Durata	

Sito del corpo

Fronte	Retro
Sinistra	Destra

Gravità									
1	2	3	4	5	6	7	8	9	10

Energia

☆ ☆ ☆ ☆ ☆

Attività

☆ ☆ ☆ ☆ ☆

Dormire

☆ ☆ ☆ ☆ ☆

Altri sintomi	Trigger	Misure di soccorso

Commenti

Libro di bordo del dolore

Data :-		Lun	Mar	Mer	Gio	Ven	Sab	Dom

Area del dolore

Inizio	Fine

Durata

Sito del corpo	
Fronte	Retro
Sinistra	Destra

Gravità									
1	2	3	4	5	6	7	8	9	10

Inizio	Fine

Durata

Sito del corpo	
Fronte	Retro
Sinistra	Destra

Gravità									
1	2	3	4	5	6	7	8	9	10

Inizio	Fine

Durata

Sito del corpo	
Fronte	Retro
Sinistra	Destra

Gravità									
1	2	3	4	5	6	7	8	9	10

Energia
☆ ☆ ☆ ☆ ☆
Attività
☆ ☆ ☆ ☆ ☆
Dormire
☆ ☆ ☆ ☆ ☆

Altri sintomi	Trigger	Misure di soccorso

Commenti

Libro di bordo del dolore

Data :-		Lun	Mar	Mer	Gio	Ven	Sab	Dom

Area del dolore

Inizio	Fine

Durata

Sito del corpo

Fronte	Retro
Sinistra	Destra

Gravità									
1	2	3	4	5	6	7	8	9	10

Inizio	Fine

Durata

Sito del corpo

Fronte	Retro
Sinistra	Destra

Gravità									
1	2	3	4	5	6	7	8	9	10

Inizio	Fine

Durata

Sito del corpo

Fronte	Retro
Sinistra	Destra

Gravità									
1	2	3	4	5	6	7	8	9	10

Energia
☆ ☆ ☆ ☆ ☆

Attività
☆ ☆ ☆ ☆ ☆

Dormire
☆ ☆ ☆ ☆ ☆

Altri sintomi	Trigger	Misure di soccorso

Commenti

Libro di bordo del dolore

Data :-		Lun	Mar	Mer	Gio	Ven	Sab	Dom

Area del dolore

Inizio	Fine

Durata

Sito del corpo

Fronte	Retro
Sinistra	Destra

Gravità

1	2	3	4	5	6	7	8	9	10

Inizio	Fine

Durata

Sito del corpo

Fronte	Retro
Sinistra	Destra

Gravità

1	2	3	4	5	6	7	8	9	10

Inizio	Fine

Durata

Sito del corpo

Fronte	Retro
Sinistra	Destra

Gravità

1	2	3	4	5	6	7	8	9	10

Energia

☆ ☆ ☆ ☆ ☆

Attività

☆ ☆ ☆ ☆ ☆

Dormire

☆ ☆ ☆ ☆ ☆

Altri sintomi	Trigger	Misure di soccorso

Commenti

Libro di bordo del dolore

Data :-		Lun	Mar	Mer	Gio	Ven	Sab	Dom

Area del dolore

Inizio / Fine

Inizio	Fine

Durata

Sito del corpo

Sito del corpo	
Fronte	Retro
Sinistra	Destra

Gravità

1	2	3	4	5	6	7	8	9	10

Inizio	Fine

Durata

Sito del corpo	
Fronte	Retro
Sinistra	Destra

Gravità

1	2	3	4	5	6	7	8	9	10

Inizio	Fine

Durata

Sito del corpo	
Fronte	Retro
Sinistra	Destra

Gravità

1	2	3	4	5	6	7	8	9	10

Energia

☆ ☆ ☆ ☆ ☆

Attività

☆ ☆ ☆ ☆ ☆

Dormire

☆ ☆ ☆ ☆ ☆

Altri sintomi	Trigger	Misure di soccorso

Commenti

Libro di bordo del dolore

Data :-	Lun	Mar	Mer	Gio	Ven	Sab	Dom

Area del dolore

Inizio	Fine

Durata

Sito del corpo	
Fronte	Retro
Sinistra	Destra

Gravità

1	2	3	4	5	6	7	8	9	10

Inizio	Fine

Durata

Sito del corpo	
Fronte	Retro
Sinistra	Destra

Gravità

1	2	3	4	5	6	7	8	9	10

Inizio	Fine

Durata

Sito del corpo	
Fronte	Retro
Sinistra	Destra

Gravità

1	2	3	4	5	6	7	8	9	10

Energia

☆ ☆ ☆ ☆ ☆

Attività

☆ ☆ ☆ ☆ ☆

Dormire

☆ ☆ ☆ ☆ ☆

Altri sintomi	Trigger	Misure di soccorso

Commenti

Libro di bordo del dolore

Data :-	Lun	Mar	Mer	Gio	Ven	Sab	Dom

Area del dolore

Inizio	Fine

Durata

Sito del corpo

Fronte	Retro
Sinistra	Destra

Gravità

1	2	3	4	5	6	7	8	9	10

Inizio	Fine

Durata

Sito del corpo

Fronte	Retro
Sinistra	Destra

Gravità

1	2	3	4	5	6	7	8	9	10

Inizio	Fine

Durata

Sito del corpo

Fronte	Retro
Sinistra	Destra

Gravità

1	2	3	4	5	6	7	8	9	10

Energia

☆ ☆ ☆ ☆ ☆

Attività

☆ ☆ ☆ ☆ ☆

Dormire

☆ ☆ ☆ ☆ ☆

Altri sintomi	Trigger	Misure di soccorso

Commenti

Libro di bordo del dolore

Data :-		Lun	Mar	Mer	Gio	Ven	Sab	Dom

Area del dolore

Inizio	Fine

Durata

Sito del corpo

Fronte	Retro
Sinistra	Destra

Gravità

1	2	3	4	5	6	7	8	9	10

Inizio	Fine

Durata

Sito del corpo

Fronte	Retro
Sinistra	Destra

Gravità

1	2	3	4	5	6	7	8	9	10

Inizio	Fine

Durata

Sito del corpo

Fronte	Retro
Sinistra	Destra

Gravità

1	2	3	4	5	6	7	8	9	10

Energia

☆ ☆ ☆ ☆ ☆

Attività

☆ ☆ ☆ ☆ ☆

Dormire

☆ ☆ ☆ ☆ ☆

Altri sintomi	Trigger	Misure di soccorso

Commenti

Libro di bordo del dolore

Data :-		Lun	Mar	Mer	Gio	Ven	Sab	Dom

Area del dolore

Inizio	Fine

Durata

Sito del corpo

Fronte	Retro
Sinistra	Destra

Gravità									
1	2	3	4	5	6	7	8	9	10

Inizio	Fine

Durata

Sito del corpo

Fronte	Retro
Sinistra	Destra

Gravità									
1	2	3	4	5	6	7	8	9	10

Inizio	Fine

Durata

Sito del corpo

Fronte	Retro
Sinistra	Destra

Gravità									
1	2	3	4	5	6	7	8	9	10

Energia

☆ ☆ ☆ ☆ ☆

Attività

☆ ☆ ☆ ☆ ☆

Dormire

☆ ☆ ☆ ☆ ☆

Altri sintomi	Trigger	Misure di soccorso

Commenti

Libro di bordo del dolore

Data :-		Lun	Mar	Mer	Gio	Ven	Sab	Dom

Area del dolore

Inizio	Fine		Sito del corpo	
Durata			Fronte	Retro
			Sinistra	Destra

Gravità

1	2	3	4	5	6	7	8	9	10

Inizio	Fine		Sito del corpo	
Durata			Fronte	Retro
			Sinistra	Destra

Gravità

1	2	3	4	5	6	7	8	9	10

Inizio	Fine		Sito del corpo	
Durata			Fronte	Retro
			Sinistra	Destra

Gravità

1	2	3	4	5	6	7	8	9	10

Energia

☆ ☆ ☆ ☆ ☆

Attività

☆ ☆ ☆ ☆ ☆

Dormire

☆ ☆ ☆ ☆ ☆

Altri sintomi	Trigger	Misure di soccorso

Commenti

Libro di bordo del dolore

Data :-		Lun	Mar	Mer	Gio	Ven	Sab	Dom

Area del dolore

Inizio	Fine

Durata	

Sito del corpo	
Fronte	Retro
Sinistra	Destra

Gravità

1	2	3	4	5	6	7	8	9	10

Inizio	Fine

Durata	

Sito del corpo	
Fronte	Retro
Sinistra	Destra

Gravità

1	2	3	4	5	6	7	8	9	10

Inizio	Fine

Durata	

Sito del corpo	
Fronte	Retro
Sinistra	Destra

Gravità

1	2	3	4	5	6	7	8	9	10

Energia

☆ ☆ ☆ ☆ ☆

Attività

☆ ☆ ☆ ☆ ☆

Dormire

☆ ☆ ☆ ☆ ☆

Altri sintomi	Trigger	Misure di soccorso

Commenti

Libro di bordo del dolore

Data :-		Lun	Mar	Mer	Gio	Ven	Sab	Dom

Area del dolore

Inizio	Fine

Durata

Sito del corpo

Fronte	Retro
Sinistra	Destra

Gravità

1	2	3	4	5	6	7	8	9	10

Inizio	Fine

Durata

Sito del corpo

Fronte	Retro
Sinistra	Destra

Gravità

1	2	3	4	5	6	7	8	9	10

Inizio	Fine

Durata

Sito del corpo

Fronte	Retro
Sinistra	Destra

Gravità

1	2	3	4	5	6	7	8	9	10

Energia

☆ ☆ ☆ ☆ ☆

Attività

☆ ☆ ☆ ☆ ☆

Dormire

☆ ☆ ☆ ☆ ☆

Altri sintomi	Trigger	Misure di soccorso

Commenti

Libro di bordo del dolore

Data :-		Lun	Mar	Mer	Gio	Ven	Sab	Dom

Area del dolore

Inizio	Fine

Durata

Sito del corpo	
Fronte	Retro
Sinistra	Destra

Gravità									
1	2	3	4	5	6	7	8	9	10

Inizio	Fine

Durata

Sito del corpo	
Fronte	Retro
Sinistra	Destra

Gravità									
1	2	3	4	5	6	7	8	9	10

Inizio	Fine

Durata

Sito del corpo	
Fronte	Retro
Sinistra	Destra

Gravità									
1	2	3	4	5	6	7	8	9	10

Energia
☆ ☆ ☆ ☆ ☆

Attività
☆ ☆ ☆ ☆ ☆

Dormire
☆ ☆ ☆ ☆ ☆

Altri sintomi	Trigger	Misure di soccorso

Commenti

Libro di bordo del dolore

Data :-		Lun	Mar	Mer	Gio	Ven	Sab	Dom

Area del dolore

Inizio	Fine

Durata

Sito del corpo

Fronte	Retro
Sinistra	**Destra**

Gravità									
1	2	3	4	5	6	7	8	9	10

Inizio	Fine

Durata

Sito del corpo

Fronte	Retro
Sinistra	**Destra**

Gravità									
1	2	3	4	5	6	7	8	9	10

Inizio	Fine

Durata

Sito del corpo

Fronte	Retro
Sinistra	**Destra**

Gravità									
1	2	3	4	5	6	7	8	9	10

Energia
☆ ☆ ☆ ☆ ☆

Attività
☆ ☆ ☆ ☆ ☆

Dormire
☆ ☆ ☆ ☆ ☆

Altri sintomi	Trigger	Misure di soccorso

Commenti

Libro di bordo del dolore

Data :-		Lun	Mar	Mer	Gio	Ven	Sab	Dom

Area del dolore

Inizio	Fine

Durata

Sito del corpo

Fronte	Retro
Sinistra	Destra

Gravità

1	2	3	4	5	6	7	8	9	10

Inizio	Fine

Durata

Sito del corpo

Fronte	Retro
Sinistra	Destra

Gravità

1	2	3	4	5	6	7	8	9	10

Inizio	Fine

Durata

Sito del corpo

Fronte	Retro
Sinistra	Destra

Gravità

1	2	3	4	5	6	7	8	9	10

Energia

☆ ☆ ☆ ☆ ☆

Attività

☆ ☆ ☆ ☆ ☆

Dormire

☆ ☆ ☆ ☆ ☆

Altri sintomi	Trigger	Misure di soccorso

Commenti

Libro di bordo del dolore

Data :-		Lun	Mar	Mer	Gio	Ven	Sab	Dom

Area del dolore

Inizio	Fine

Durata

Sito del corpo

Fronte	Retro
Sinistra	Destra

Gravità

1	2	3	4	5	6	7	8	9	10

Inizio	Fine

Durata

Sito del corpo

Fronte	Retro
Sinistra	Destra

Gravità

1	2	3	4	5	6	7	8	9	10

Inizio	Fine

Durata

Sito del corpo

Fronte	Retro
Sinistra	Destra

Gravità

1	2	3	4	5	6	7	8	9	10

Energia

☆ ☆ ☆ ☆ ☆

Attività

☆ ☆ ☆ ☆ ☆

Dormire

☆ ☆ ☆ ☆ ☆

Altri sintomi	Trigger	Misure di soccorso

Commenti

Libro di bordo del dolore

Data :-		Lun	Mar	Mer	Gio	Ven	Sab	Dom

Area del dolore

Inizio	Fine		Sito del corpo	
Durata			Fronte	Retro
			Sinistra	Destra

Gravità									
1	2	3	4	5	6	7	8	9	10

Inizio	Fine		Sito del corpo	
Durata			Fronte	Retro
			Sinistra	Destra

Gravità									
1	2	3	4	5	6	7	8	9	10

Inizio	Fine		Sito del corpo	
Durata			Fronte	Retro
			Sinistra	Destra

Gravità									
1	2	3	4	5	6	7	8	9	10

Energia

☆ ☆ ☆ ☆ ☆

Attività

☆ ☆ ☆ ☆ ☆

Dormire

☆ ☆ ☆ ☆ ☆

Altri sintomi	Trigger	Misure di soccorso

Commenti

Libro di bordo del dolore

Data :-		Lun	Mar	Mer	Gio	Ven	Sab	Dom

Area del dolore

Inizio	Fine	Sito del corpo	

Durata		Fronte	Retro
		Sinistra	Destra

Gravità

1	2	3	4	5	6	7	8	9	10

Inizio	Fine	Sito del corpo	

Durata		Fronte	Retro
		Sinistra	Destra

Gravità

1	2	3	4	5	6	7	8	9	10

Inizio	Fine	Sito del corpo	

Durata		Fronte	Retro
		Sinistra	Destra

Gravità

1	2	3	4	5	6	7	8	9	10

Energia

☆ ☆ ☆ ☆ ☆

Attività

☆ ☆ ☆ ☆ ☆

Dormire

☆ ☆ ☆ ☆ ☆

Altri sintomi	Trigger	Misure di soccorso

Commenti

Libro di bordo del dolore

Data :-		Lun	Mar	Mer	Gio	Ven	Sab	Dom

Area del dolore

Inizio	Fine

Durata

Sito del corpo	
Fronte	Retro
Sinistra	Destra

Gravità									
1	2	3	4	5	6	7	8	9	10

Inizio	Fine

Durata

Sito del corpo	
Fronte	Retro
Sinistra	Destra

Gravità									
1	2	3	4	5	6	7	8	9	10

Inizio	Fine

Durata

Sito del corpo	
Fronte	Retro
Sinistra	Destra

Gravità									
1	2	3	4	5	6	7	8	9	10

Energia

☆ ☆ ☆ ☆ ☆

Attività

☆ ☆ ☆ ☆ ☆

Dormire

☆ ☆ ☆ ☆ ☆

Altri sintomi	Trigger	Misure di soccorso

Commenti

Libro di bordo del dolore

Data :-	Lun	Mar	Mer	Gio	Ven	Sab	Dom

Area del dolore

Inizio	Fine

Durata

Sito del corpo

Fronte	Retro
Sinistra	Destra

Gravità

1	2	3	4	5	6	7	8	9	10

Inizio	Fine

Durata

Sito del corpo

Fronte	Retro
Sinistra	Destra

Gravità

1	2	3	4	5	6	7	8	9	10

Inizio	Fine

Durata

Sito del corpo

Fronte	Retro
Sinistra	Destra

Gravità

1	2	3	4	5	6	7	8	9	10

Energia

☆ ☆ ☆ ☆ ☆

Attività

☆ ☆ ☆ ☆ ☆

Dormire

☆ ☆ ☆ ☆ ☆

Altri sintomi	Trigger	Misure di soccorso

Commenti

Libro di bordo del dolore

Data :-		Lun	Mar	Mer	Gio	Ven	Sab	Dom

Area del dolore

Inizio	Fine

Durata

Sito del corpo

Fronte	Retro
Sinistra	Destra

Gravità									
1	2	3	4	5	6	7	8	9	10

Inizio	Fine

Durata

Sito del corpo

Fronte	Retro
Sinistra	Destra

Gravità									
1	2	3	4	5	6	7	8	9	10

Inizio	Fine

Durata

Sito del corpo

Fronte	Retro
Sinistra	Destra

Gravità									
1	2	3	4	5	6	7	8	9	10

Energia

☆ ☆ ☆ ☆ ☆

Attività

☆ ☆ ☆ ☆ ☆

Dormire

☆ ☆ ☆ ☆ ☆

Altri sintomi	Trigger	Misure di soccorso

Commenti

Libro di bordo del dolore

Data :-		Lun	Mar	Mer	Gio	Ven	Sab	Dom

Area del dolore

Inizio	Fine
Durata	

Sito del corpo	
Fronte	Retro
Sinistra	**Destra**

Gravità

1	2	3	4	5	6	7	8	9	10

Inizio	Fine
Durata	

Sito del corpo	
Fronte	Retro
Sinistra	**Destra**

Gravità

1	2	3	4	5	6	7	8	9	10

Inizio	Fine
Durata	

Sito del corpo	
Fronte	Retro
Sinistra	**Destra**

Gravità

1	2	3	4	5	6	7	8	9	10

Energia

☆ ☆ ☆ ☆ ☆

Attività

☆ ☆ ☆ ☆ ☆

Dormire

☆ ☆ ☆ ☆ ☆

Altri sintomi	Trigger	Misure di soccorso

Commenti

Libro di bordo del dolore

Data :-		Lun	Mar	Mer	Gio	Ven	Sab	Dom

Area del dolore

Inizio	Fine		Sito del corpo	
Durata			Fronte	Retro
			Sinistra	Destra

Gravità									
1	2	3	4	5	6	7	8	9	10

Inizio	Fine		Sito del corpo	
Durata			Fronte	Retro
			Sinistra	Destra

Gravità									
1	2	3	4	5	6	7	8	9	10

Inizio	Fine		Sito del corpo	
Durata			Fronte	Retro
			Sinistra	Destra

Gravità									
1	2	3	4	5	6	7	8	9	10

Energia

☆ ☆ ☆ ☆ ☆

Attività

☆ ☆ ☆ ☆ ☆

Dormire

☆ ☆ ☆ ☆ ☆

Altri sintomi	Trigger	Misure di soccorso

Commenti

Libro di bordo del dolore

Data :-		Lun	Mar	Mer	Gio	Ven	Sab	Dom

Area del dolore

Inizio	Fine		Sito del corpo	
Durata			Fronte	Retro
			Sinistra	Destra

Gravità

1	2	3	4	5	6	7	8	9	10

Inizio	Fine		Sito del corpo	
Durata			Fronte	Retro
			Sinistra	Destra

Gravità

1	2	3	4	5	6	7	8	9	10

Inizio	Fine		Sito del corpo	
Durata			Fronte	Retro
			Sinistra	Destra

Gravità

1	2	3	4	5	6	7	8	9	10

Energia

☆ ☆ ☆ ☆ ☆

Attività

☆ ☆ ☆ ☆ ☆

Dormire

☆ ☆ ☆ ☆ ☆

Altri sintomi	Trigger	Misure di soccorso

Commenti

Libro di bordo del dolore

Data :-		Lun	Mar	Mer	Gio	Ven	Sab	Dom

Area del dolore

Inizio	Fine

Durata

Sito del corpo

Fronte	Retro
Sinistra	Destra

Gravità

1	2	3	4	5	6	7	8	9	10

Inizio	Fine

Durata

Sito del corpo

Fronte	Retro
Sinistra	Destra

Gravità

1	2	3	4	5	6	7	8	9	10

Inizio	Fine

Durata

Sito del corpo

Fronte	Retro
Sinistra	Destra

Gravità

1	2	3	4	5	6	7	8	9	10

Energia

☆ ☆ ☆ ☆ ☆

Attività

☆ ☆ ☆ ☆ ☆

Dormire

☆ ☆ ☆ ☆ ☆

Altri sintomi	Trigger	Misure di soccorso

Commenti

Libro di bordo del dolore

Data :-		Lun	Mar	Mer	Gio	Ven	Sab	Dom

Area del dolore

Inizio	Fine
Durata	

Sito del corpo	
Fronte	Retro
Sinistra	**Destra**

Gravità									
1	2	3	4	5	6	7	8	9	10

Inizio	Fine
Durata	

Sito del corpo	
Fronte	Retro
Sinistra	**Destra**

Gravità									
1	2	3	4	5	6	7	8	9	10

Inizio	Fine
Durata	

Sito del corpo	
Fronte	Retro
Sinistra	**Destra**

Gravità									
1	2	3	4	5	6	7	8	9	10

Energia

☆ ☆ ☆ ☆ ☆

Attività

☆ ☆ ☆ ☆ ☆

Dormire

☆ ☆ ☆ ☆ ☆

Altri sintomi	Trigger	Misure di soccorso

Commenti

Libro di bordo del dolore

Data :-		Lun	Mar	Mer	Gio	Ven	Sab	Dom

Area del dolore

Inizio	Fine

Durata	

Sito del corpo

Fronte	Retro
Sinistra	Destra

Gravità

1	2	3	4	5	6	7	8	9	10

Inizio	Fine

Durata	

Sito del corpo

Fronte	Retro
Sinistra	Destra

Gravità

1	2	3	4	5	6	7	8	9	10

Inizio	Fine

Durata	

Sito del corpo

Fronte	Retro
Sinistra	Destra

Gravità

1	2	3	4	5	6	7	8	9	10

Energia

☆ ☆ ☆ ☆ ☆

Attività

☆ ☆ ☆ ☆ ☆

Dormire

☆ ☆ ☆ ☆ ☆

Altri sintomi	Trigger	Misure di soccorso

Commenti

Libro di bordo del dolore

Data :-		Lun	Mar	Mer	Gio	Ven	Sab	Dom

Area del dolore

Inizio	Fine

Durata

Sito del corpo

Fronte	Retro
Sinistra	**Destra**

Gravità

1	2	3	4	5	6	7	8	9	10

Inizio	Fine

Durata

Sito del corpo

Fronte	Retro
Sinistra	**Destra**

Gravità

1	2	3	4	5	6	7	8	9	10

Inizio	Fine

Durata

Sito del corpo

Fronte	Retro
Sinistra	**Destra**

Gravità

1	2	3	4	5	6	7	8	9	10

Energia

☆ ☆ ☆ ☆ ☆

Attività

☆ ☆ ☆ ☆ ☆

Dormire

☆ ☆ ☆ ☆ ☆

Altri sintomi	Trigger	Misure di soccorso

Commenti

Libro di bordo del dolore

Data :-		Lun	Mar	Mer	Gio	Ven	Sab	Dom

Area del dolore

Inizio	Fine
Durata	

Sito del corpo	
Fronte	Retro
Sinistra	Destra

Gravità

1	2	3	4	5	6	7	8	9	10

Inizio	Fine
Durata	

Sito del corpo	
Fronte	Retro
Sinistra	Destra

Gravità

1	2	3	4	5	6	7	8	9	10

Inizio	Fine
Durata	

Sito del corpo	
Fronte	Retro
Sinistra	Destra

Gravità

1	2	3	4	5	6	7	8	9	10

Energia

☆ ☆ ☆ ☆ ☆

Attività

☆ ☆ ☆ ☆ ☆

Dormire

☆ ☆ ☆ ☆ ☆

Altri sintomi	Trigger	Misure di soccorso

Commenti

Libro di bordo del dolore

| Data :- | | Lun | Mar | Mer | Gio | Ven | Sab | Dom |

Area del dolore

Inizio	Fine
Durata	

Sito del corpo	
Fronte	Retro
Sinistra	Destra

Gravità

1	2	3	4	5	6	7	8	9	10

Inizio	Fine
Durata	

Sito del corpo	
Fronte	Retro
Sinistra	Destra

Gravità

1	2	3	4	5	6	7	8	9	10

Inizio	Fine
Durata	

Sito del corpo	
Fronte	Retro
Sinistra	Destra

Gravità

1	2	3	4	5	6	7	8	9	10

Energia

☆ ☆ ☆ ☆ ☆

Attività

☆ ☆ ☆ ☆ ☆

Dormire

☆ ☆ ☆ ☆ ☆

Altri sintomi	Trigger	Misure di soccorso

Commenti

Libro di bordo del dolore

Data :-		Lun	Mar	Mer	Gio	Ven	Sab	Dom

Area del dolore

Inizio	Fine

Durata

Sito del corpo

Fronte	Retro
Sinistra	Destra

Gravità

1	2	3	4	5	6	7	8	9	10

Inizio	Fine

Durata

Sito del corpo

Fronte	Retro
Sinistra	Destra

Gravità

1	2	3	4	5	6	7	8	9	10

Inizio	Fine

Durata

Sito del corpo

Fronte	Retro
Sinistra	Destra

Gravità

1	2	3	4	5	6	7	8	9	10

Energia

☆ ☆ ☆ ☆ ☆

Attività

☆ ☆ ☆ ☆ ☆

Dormire

☆ ☆ ☆ ☆ ☆

Altri sintomi	Trigger	Misure di soccorso

Commenti

Libro di bordo del dolore

Data :-		Lun	Mar	Mer	Gio	Ven	Sab	Dom

Area del dolore

Inizio	Fine

Durata

Sito del corpo

Fronte	Retro
Sinistra	**Destra**

Gravità

1	2	3	4	5	6	7	8	9	10

Inizio	Fine

Durata

Sito del corpo

Fronte	Retro
Sinistra	**Destra**

Gravità

1	2	3	4	5	6	7	8	9	10

Inizio	Fine

Durata

Sito del corpo

Fronte	Retro
Sinistra	**Destra**

Gravità

1	2	3	4	5	6	7	8	9	10

Energia

☆ ☆ ☆ ☆ ☆

Attività

☆ ☆ ☆ ☆ ☆

Dormire

☆ ☆ ☆ ☆ ☆

Altri sintomi	Trigger	Misure di soccorso

Commenti

Libro di bordo del dolore

Data :-		Lun	Mar	Mer	Gio	Ven	Sab	Dom

Area del dolore

Inizio	Fine

Durata

Sito del corpo	
Fronte	Retro
Sinistra	Destra

Gravità

1	2	3	4	5	6	7	8	9	10

Inizio	Fine

Durata

Sito del corpo	
Fronte	Retro
Sinistra	Destra

Gravità

1	2	3	4	5	6	7	8	9	10

Inizio	Fine

Durata

Sito del corpo	
Fronte	Retro
Sinistra	Destra

Gravità

1	2	3	4	5	6	7	8	9	10

Energia

☆ ☆ ☆ ☆ ☆

Attività

☆ ☆ ☆ ☆ ☆

Dormire

☆ ☆ ☆ ☆ ☆

Altri sintomi	Trigger	Misure di soccorso

Commenti

Libro di bordo del dolore

Data :-		Lun	Mar	Mer	Gio	Ven	Sab	Dom

Area del dolore

Energia

☆ ☆ ☆ ☆ ☆

Attività

☆ ☆ ☆ ☆ ☆

Dormire

☆ ☆ ☆ ☆ ☆

Inizio	Fine

Durata

Sito del corpo

Fronte	Retro
Sinistra	**Destra**

Gravità

1	2	3	4	5	6	7	8	9	10

Inizio	Fine

Durata

Sito del corpo

Fronte	Retro
Sinistra	**Destra**

Gravità

1	2	3	4	5	6	7	8	9	10

Inizio	Fine

Durata

Sito del corpo

Fronte	Retro
Sinistra	**Destra**

Gravità

1	2	3	4	5	6	7	8	9	10

Altri sintomi	Trigger	Misure di soccorso

Commenti

Libro di bordo del dolore

Data :-		Lun	Mar	Mer	Gio	Ven	Sab	Dom

Area del dolore

Inizio	Fine
Durata	

Sito del corpo

Fronte	Retro
Sinistra	Destra

Gravità

1	2	3	4	5	6	7	8	9	10

Inizio	Fine
Durata	

Sito del corpo

Fronte	Retro
Sinistra	Destra

Gravità

1	2	3	4	5	6	7	8	9	10

Inizio	Fine
Durata	

Sito del corpo

Fronte	Retro
Sinistra	Destra

Gravità

1	2	3	4	5	6	7	8	9	10

Energia

☆ ☆ ☆ ☆ ☆

Attività

★ ★ ★ ★ ☆

Dormire

★ ★ ★ ★ ☆

Altri sintomi	Trigger	Misure di soccorso

Commenti

Libro di bordo del dolore

Data :-							Lun	Mar	Mer	Gio	Ven	Sab	Dom

Area del dolore

Inizio	Fine

Durata

Sito del corpo

Fronte	Retro
Sinistra	Destra

Gravità

1	2	3	4	5	6	7	8	9	10

Inizio	Fine

Durata

Sito del corpo

Fronte	Retro
Sinistra	Destra

Gravità

1	2	3	4	5	6	7	8	9	10

Inizio	Fine

Durata

Sito del corpo

Fronte	Retro
Sinistra	Destra

Gravità

1	2	3	4	5	6	7	8	9	10

Energia

☆ ☆ ☆ ☆ ☆

Attività

☆ ☆ ☆ ☆ ☆

Dormire

☆ ☆ ☆ ☆ ☆

Altri sintomi	Trigger	Misure di soccorso

Commenti

Libro di bordo del dolore

Data :-		Lun	Mar	Mer	Gio	Ven	Sab	Dom

Area del dolore

Inizio	Fine

Durata

Sito del corpo	
Fronte	Retro
Sinistra	Destra

Gravità									
1	2	3	4	5	6	7	8	9	10

Inizio	Fine

Durata

Sito del corpo	
Fronte	Retro
Sinistra	Destra

Gravità									
1	2	3	4	5	6	7	8	9	10

Inizio	Fine

Durata

Sito del corpo	
Fronte	Retro
Sinistra	Destra

Gravità									
1	2	3	4	5	6	7	8	9	10

Energia

☆ ☆ ☆ ☆ ☆

Attività

☆ ☆ ☆ ☆ ☆

Dormire

☆ ☆ ☆ ☆ ☆

Altri sintomi	Trigger	Misure di soccorso

Commenti

Libro di bordo del dolore

Data :-		Lun	Mar	Mer	Gio	Ven	Sab	Dom

Area del dolore

Inizio	Fine

Durata

Sito del corpo

Fronte	Retro
Sinistra	Destra

Gravità

1	2	3	4	5	6	7	8	9	10

Inizio	Fine

Durata

Sito del corpo

Fronte	Retro
Sinistra	Destra

Gravità

1	2	3	4	5	6	7	8	9	10

Inizio	Fine

Durata

Sito del corpo

Fronte	Retro
Sinistra	Destra

Gravità

1	2	3	4	5	6	7	8	9	10

Energia

☆ ☆ ☆ ☆ ☆

Attività

☆ ☆ ☆ ☆ ☆

Dormire

☆ ☆ ☆ ☆ ☆

Altri sintomi	Trigger	Misure di soccorso

Commenti

Libro di bordo del dolore

Data :-		Lun	Mar	Mer	Gio	Ven	Sab	Dom

Area del dolore

Inizio	Fine		Sito del corpo	
Durata			Fronte	Retro
			Sinistra	Destra

Gravità									
1	2	3	4	5	6	7	8	9	10

Inizio	Fine		Sito del corpo	
Durata			Fronte	Retro
			Sinistra	Destra

Gravità									
1	2	3	4	5	6	7	8	9	10

Inizio	Fine		Sito del corpo	
Durata			Fronte	Retro
			Sinistra	Destra

Gravità									
1	2	3	4	5	6	7	8	9	10

Energia
☆ ☆ ☆ ☆ ☆

Attività
☆ ☆ ☆ ☆ ☆

Dormire
☆ ☆ ☆ ☆ ☆

Altri sintomi	Trigger	Misure di soccorso

Commenti

Libro di bordo del dolore

Data :-		Lun	Mar	Mer	Gio	Ven	Sab	Dom

Area del dolore

Inizio	Fine

Durata

Sito del corpo

Fronte	Retro
Sinistra	Destra

Gravità

1	2	3	4	5	6	7	8	9	10

Inizio	Fine

Durata

Sito del corpo

Fronte	Retro
Sinistra	Destra

Gravità

1	2	3	4	5	6	7	8	9	10

Inizio	Fine

Durata

Sito del corpo

Fronte	Retro
Sinistra	Destra

Gravità

1	2	3	4	5	6	7	8	9	10

Energia

☆ ☆ ☆ ☆ ☆

Attività

☆ ☆ ☆ ☆ ☆

Dormire

☆ ☆ ☆ ☆ ☆

Altri sintomi	Trigger	Misure di soccorso

Commenti

Libro di bordo del dolore

Data :-		Lun	Mar	Mer	Gio	Ven	Sab	Dom

Area del dolore

Inizio	Fine
Durata	

Sito del corpo	
Fronte	Retro
Sinistra	Destra

Gravità

1	2	3	4	5	6	7	8	9	10

Inizio	Fine
Durata	

Sito del corpo	
Fronte	Retro
Sinistra	Destra

Gravità

1	2	3	4	5	6	7	8	9	10

Inizio	Fine
Durata	

Sito del corpo	
Fronte	Retro
Sinistra	Destra

Gravità

1	2	3	4	5	6	7	8	9	10

Energia

☆ ☆ ☆ ☆ ☆

Attività

☆ ☆ ☆ ☆ ☆

Dormire

☆ ☆ ☆ ☆ ☆

Altri sintomi	Trigger	Misure di soccorso

Commenti

Libro di bordo del dolore

Data :-		Lun	Mar	Mer	Gio	Ven	Sab	Dom

Area del dolore

Inizio	Fine

Durata

Sito del corpo

Fronte	Retro
Sinistra	Destra

Gravità

1	2	3	4	5	6	7	8	9	10

Inizio	Fine

Durata

Sito del corpo

Fronte	Retro
Sinistra	Destra

Gravità

1	2	3	4	5	6	7	8	9	10

Inizio	Fine

Durata

Sito del corpo

Fronte	Retro
Sinistra	Destra

Gravità

1	2	3	4	5	6	7	8	9	10

Energia

☆ ☆ ☆ ☆ ☆

Attività

☆ ☆ ☆ ☆ ☆

Dormire

☆ ☆ ☆ ☆ ☆

Altri sintomi	Trigger	Misure di soccorso

Commenti

Libro di bordo del dolore

Data :-	Lun	Mar	Mer	Gio	Ven	Sab	Dom

Area del dolore

Inizio	Fine
Durata	

Sito del corpo	
Fronte	Retro
Sinistra	Destra

Gravità

1	2	3	4	5	6	7	8	9	10

Inizio	Fine
Durata	

Sito del corpo	
Fronte	Retro
Sinistra	Destra

Gravità

1	2	3	4	5	6	7	8	9	10

Inizio	Fine
Durata	

Sito del corpo	
Fronte	Retro
Sinistra	Destra

Gravità

1	2	3	4	5	6	7	8	9	10

Energia

☆ ☆ ☆ ☆ ☆

Attività

☆ ☆ ☆ ☆ ☆

Dormire

☆ ☆ ☆ ☆ ☆

Altri sintomi	Trigger	Misure di soccorso

Commenti

Libro di bordo del dolore

Data :-		Lun	Mar	Mer	Gio	Ven	Sab	Dom

Area del dolore

Inizio	Fine
Durata	

Sito del corpo	
Fronte	Retro
Sinistra	Destra

Gravità

1	2	3	4	5	6	7	8	9	10

Inizio	Fine
Durata	

Sito del corpo	
Fronte	Retro
Sinistra	Destra

Gravità

1	2	3	4	5	6	7	8	9	10

Inizio	Fine
Durata	

Sito del corpo	
Fronte	Retro
Sinistra	Destra

Gravità

1	2	3	4	5	6	7	8	9	10

Energia

☆ ☆ ☆ ☆ ☆

Attività

☆ ☆ ☆ ☆ ☆

Dormire

☆ ☆ ☆ ☆ ☆

Altri sintomi	Trigger	Misure di soccorso

Commenti

Libro di bordo del dolore

Data :-	Lun	Mar	Mer	Gio	Ven	Sab	Dom

Area del dolore

Inizio	Fine

Durata

Sito del corpo

Fronte	Retro
Sinistra	Destra

Gravità

1	2	3	4	5	6	7	8	9	10

Inizio	Fine

Durata

Sito del corpo

Fronte	Retro
Sinistra	Destra

Gravità

1	2	3	4	5	6	7	8	9	10

Inizio	Fine

Durata

Sito del corpo

Fronte	Retro
Sinistra	Destra

Gravità

1	2	3	4	5	6	7	8	9	10

Energia

☆ ☆ ☆ ☆ ☆

Attività

☆ ☆ ☆ ☆ ☆

Dormire

☆ ☆ ☆ ☆ ☆

Altri sintomi	Trigger	Misure di soccorso

Commenti

Libro di bordo del dolore

Data :-		Lun	Mar	Mer	Gio	Ven	Sab	Dom

Area del dolore

Inizio	Fine

Durata	

Sito del corpo	

Fronte	Retro
Sinistra	**Destra**

Gravità									
1	2	3	4	5	6	7	8	9	10

Inizio	Fine

Durata	

Sito del corpo	

Fronte	Retro
Sinistra	**Destra**

Gravità									
1	2	3	4	5	6	7	8	9	10

Inizio	Fine

Durata	

Sito del corpo	

Fronte	Retro
Sinistra	**Destra**

Gravità									
1	2	3	4	5	6	7	8	9	10

Energia

☆ ☆ ☆ ☆ ☆

Attività

☆ ☆ ☆ ☆ ☆

Dormire

☆ ☆ ☆ ☆ ☆

Altri sintomi	Trigger	Misure di soccorso

Commenti

Libro di bordo del dolore

Data :-		Lun	Mar	Mer	Gio	Ven	Sab	Dom

Area del dolore

Inizio	Fine

Durata	

Sito del corpo	
Fronte	Retro
Sinistra	Destra

Gravità									
1	2	3	4	5	6	7	8	9	10

Inizio	Fine

Durata	

Sito del corpo	
Fronte	Retro
Sinistra	Destra

Gravità									
1	2	3	4	5	6	7	8	9	10

Inizio	Fine

Durata	

Sito del corpo	
Fronte	Retro
Sinistra	Destra

Gravità									
1	2	3	4	5	6	7	8	9	10

Energia

☆ ☆ ☆ ☆ ☆

Attività

☆ ☆ ☆ ☆ ☆

Dormire

☆ ☆ ☆ ☆ ☆

Altri sintomi	Trigger	Misure di soccorso

Commenti

Libro di bordo del dolore

Data :-		Lun	Mar	Mer	Gio	Ven	Sab	Dom

Area del dolore

Inizio	Fine

Durata

Sito del corpo

Fronte	Retro
Sinistra	**Destra**

Gravità									
1	2	3	4	5	6	7	8	9	10

Inizio	Fine

Durata

Sito del corpo

Fronte	Retro
Sinistra	**Destra**

Gravità									
1	2	3	4	5	6	7	8	9	10

Inizio	Fine

Durata

Sito del corpo

Fronte	Retro
Sinistra	**Destra**

Gravità									
1	2	3	4	5	6	7	8	9	10

Energia

☆ ☆ ☆ ☆ ☆

Attività

☆ ☆ ☆ ☆ ☆

Dormire

☆ ☆ ☆ ☆ ☆

Altri sintomi	Trigger	Misure di soccorso

Commenti

Libro di bordo del dolore

Data :-		Lun	Mar	Mer	Gio	Ven	Sab	Dom

Area del dolore

Inizio	Fine
Durata	

Sito del corpo	
Fronte	Retro
Sinistra	Destra

Gravità									
1	2	3	4	5	6	7	8	9	10

Inizio	Fine
Durata	

Sito del corpo	
Fronte	Retro
Sinistra	Destra

Gravità									
1	2	3	4	5	6	7	8	9	10

Inizio	Fine
Durata	

Sito del corpo	
Fronte	Retro
Sinistra	Destra

Gravità									
1	2	3	4	5	6	7	8	9	10

Energia
☆ ☆ ☆ ☆ ☆

Attività
☆ ☆ ☆ ☆ ☆

Dormire
☆ ☆ ☆ ☆ ☆

Altri sintomi	Trigger	Misure di soccorso

Commenti

Libro di bordo del dolore

Data :-		Lun	Mar	Mer	Gio	Ven	Sab	Dom

Area del dolore

Energia
☆ ☆ ☆ ☆ ☆
Attività
☆ ☆ ☆ ☆ ☆
Dormire
☆ ☆ ☆ ☆ ☆

Inizio	Fine
Durata	

Sito del corpo	
Fronte	Retro
Sinistra	**Destra**

Gravità									
1	2	3	4	5	6	7	8	9	10

Inizio	Fine
Durata	

Sito del corpo	
Fronte	Retro
Sinistra	**Destra**

Gravità									
1	2	3	4	5	6	7	8	9	10

Inizio	Fine
Durata	

Sito del corpo	
Fronte	Retro
Sinistra	**Destra**

Gravità									
1	2	3	4	5	6	7	8	9	10

Altri sintomi	Trigger	Misure di soccorso

Commenti

Libro di bordo del dolore

Data :-		Lun	Mar	Mer	Gio	Ven	Sab	Dom

Area del dolore

Inizio	Fine

Durata	

Sito del corpo

Fronte	Retro
Sinistra	Destra

Gravità

1	2	3	4	5	6	7	8	9	10

Inizio	Fine

Durata	

Sito del corpo

Fronte	Retro
Sinistra	Destra

Gravità

1	2	3	4	5	6	7	8	9	10

Inizio	Fine

Durata	

Sito del corpo

Fronte	Retro
Sinistra	Destra

Gravità

1	2	3	4	5	6	7	8	9	10

Energia

☆ ☆ ☆ ☆ ☆

Attività

☆ ☆ ☆ ☆ ☆

Dormire

☆ ☆ ☆ ☆ ☆

Altri sintomi	Trigger	Misure di soccorso

Commenti

Libro di bordo del dolore

Data :-		Lun	Mar	Mer	Gio	Ven	Sab	Dom

Area del dolore

Inizio	Fine

Durata

Sito del corpo

Fronte	Retro
Sinistra	**Destra**

Gravità

1	2	3	4	5	6	7	8	9	10

Inizio	Fine

Durata

Sito del corpo

Fronte	Retro
Sinistra	**Destra**

Gravità

1	2	3	4	5	6	7	8	9	10

Inizio	Fine

Durata

Sito del corpo

Fronte	Retro
Sinistra	**Destra**

Gravità

1	2	3	4	5	6	7	8	9	10

Energia

☆ ☆ ☆ ☆ ☆

Attività

☆ ☆ ☆ ☆ ☆

Dormire

☆ ☆ ☆ ☆ ☆

Altri sintomi	Trigger	Misure di soccorso

Commenti

Libro di bordo del dolore

Data :-

Lun	Mar	Mer	Gio	Ven	Sab	Dom

Area del dolore

Inizio	Fine

Durata

Sito del corpo

Fronte	Retro
Sinistra	Destra

Gravità

1	2	3	4	5	6	7	8	9	10

Inizio	Fine

Durata

Sito del corpo

Fronte	Retro
Sinistra	Destra

Gravità

1	2	3	4	5	6	7	8	9	10

Inizio	Fine

Durata

Sito del corpo

Fronte	Retro
Sinistra	Destra

Gravità

1	2	3	4	5	6	7	8	9	10

Energia

☆ ☆ ☆ ☆ ☆

Attività

☆ ☆ ☆ ☆ ☆

Dormire

☆ ☆ ☆ ☆ ☆

Altri sintomi	Trigger	Misure di soccorso

Commenti

Libro di bordo del dolore

Data :-		Lun	Mar	Mer	Gio	Ven	Sab	Dom

Area del dolore

Inizio	Fine

Durata

Sito del corpo

Fronte	Retro
Sinistra	Destra

Gravità

1	2	3	4	5	6	7	8	9	10

Inizio	Fine

Durata

Sito del corpo

Fronte	Retro
Sinistra	Destra

Gravità

1	2	3	4	5	6	7	8	9	10

Inizio	Fine

Durata

Sito del corpo

Fronte	Retro
Sinistra	Destra

Gravità

1	2	3	4	5	6	7	8	9	10

Energia

☆ ☆ ☆ ☆ ☆

Attività

☆ ☆ ☆ ☆ ☆

Dormire

☆ ☆ ☆ ☆ ☆

Altri sintomi	Trigger	Misure di soccorso

Commenti

Libro di bordo del dolore

Data :-		Lun	Mar	Mer	Gio	Ven	Sab	Dom

Area del dolore

Inizio	Fine

Durata

Sito del corpo	
Fronte	Retro
Sinistra	Destra

Gravità

1	2	3	4	5	6	7	8	9	10

Inizio	Fine

Durata

Sito del corpo	
Fronte	Retro
Sinistra	Destra

Gravità

1	2	3	4	5	6	7	8	9	10

Inizio	Fine

Durata

Sito del corpo	
Fronte	Retro
Sinistra	Destra

Gravità

1	2	3	4	5	6	7	8	9	10

Energia

☆ ☆ ☆ ☆ ☆

Attività

☆ ☆ ☆ ☆ ☆

Dormire

☆ ☆ ☆ ☆ ☆

Altri sintomi	Trigger	Misure di soccorso

Commenti

Libro di bordo del dolore

Data :-		Lun	Mar	Mer	Gio	Ven	Sab	Dom

Area del dolore

Inizio	Fine	Sito del corpo	
Durata		Fronte	Retro
		Sinistra	Destra

Gravità

1	2	3	4	5	6	7	8	9	10

Inizio	Fine	Sito del corpo	
Durata		Fronte	Retro
		Sinistra	Destra

Gravità

1	2	3	4	5	6	7	8	9	10

Inizio	Fine	Sito del corpo	
Durata		Fronte	Retro
		Sinistra	Destra

Gravità

1	2	3	4	5	6	7	8	9	10

Energia

☆ ☆ ☆ ☆ ☆

Attività

☆ ☆ ☆ ☆ ☆

Dormire

☆ ☆ ☆ ☆ ☆

Altri sintomi	Trigger	Misure di soccorso

Commenti

Libro di bordo del dolore

Data :-	Lun	Mar	Mer	Gio	Ven	Sab	Dom

Area del dolore

Inizio	Fine

Durata

Sito del corpo

Fronte	Retro
Sinistra	Destra

Gravità

1	2	3	4	5	6	7	8	9	10

Inizio	Fine

Durata

Sito del corpo

Fronte	Retro
Sinistra	Destra

Gravità

1	2	3	4	5	6	7	8	9	10

Inizio	Fine

Durata

Sito del corpo

Fronte	Retro
Sinistra	Destra

Gravità

1	2	3	4	5	6	7	8	9	10

Energia

☆ ☆ ☆ ☆ ☆

Attività

☆ ☆ ☆ ☆ ☆

Dormire

☆ ☆ ☆ ☆ ☆

Altri sintomi	Trigger	Misure di soccorso

Commenti

Libro di bordo del dolore

Data :-		Lun	Mar	Mer	Gio	Ven	Sab	Dom

Area del dolore

Inizio	Fine

Durata

Sito del corpo

Fronte	Retro
Sinistra	**Destra**

Gravità									
1	2	3	4	5	6	7	8	9	10

Inizio	Fine

Durata

Sito del corpo

Fronte	Retro
Sinistra	**Destra**

Gravità									
1	2	3	4	5	6	7	8	9	10

Inizio	Fine

Durata

Sito del corpo

Fronte	Retro
Sinistra	**Destra**

Gravità									
1	2	3	4	5	6	7	8	9	10

Energia

☆ ☆ ☆ ☆ ☆

Attività

☆ ☆ ☆ ☆ ☆

Dormire

☆ ☆ ☆ ☆ ☆

Altri sintomi	Trigger	Misure di soccorso

Commenti

Libro di bordo del dolore

Data :-		Lun	Mar	Mer	Gio	Ven	Sab	Dom

Area del dolore

Energia
☆ ☆ ☆ ☆ ☆

Attività
☆ ☆ ☆ ☆ ☆

Dormire
☆ ☆ ☆ ☆ ☆

Inizio	Fine

Durata

Sito del corpo

Fronte	Retro
Sinistra	Destra

Gravità

1	2	3	4	5	6	7	8	9	10

Inizio	Fine

Durata

Sito del corpo

Fronte	Retro
Sinistra	Destra

Gravità

1	2	3	4	5	6	7	8	9	10

Inizio	Fine

Durata

Sito del corpo

Fronte	Retro
Sinistra	Destra

Gravità

1	2	3	4	5	6	7	8	9	10

Altri sintomi	Trigger	Misure di soccorso

Commenti

Libro di bordo del dolore

Data :-		Lun	Mar	Mer	Gio	Ven	Sab	Dom

Area del dolore

Inizio	Fine		Sito del corpo	
Durata			Fronte	Retro
			Sinistra	Destra

Gravità

1	2	3	4	5	6	7	8	9	10

Inizio	Fine		Sito del corpo	
Durata			Fronte	Retro
			Sinistra	Destra

Gravità

1	2	3	4	5	6	7	8	9	10

Inizio	Fine		Sito del corpo	
Durata			Fronte	Retro
			Sinistra	Destra

Gravità

1	2	3	4	5	6	7	8	9	10

Energia

☆ ☆ ☆ ☆ ☆

Attività

☆ ☆ ☆ ☆ ☆

Dormire

☆ ☆ ☆ ☆ ☆

Altri sintomi	Trigger	Misure di soccorso

Commenti

Libro di bordo del dolore

Data :-		Lun	Mar	Mer	Gio	Ven	Sab	Dom

Area del dolore

Inizio	Fine
Durata	

Sito del corpo	
Fronte	Retro
Sinistra	Destra

Gravità

1	2	3	4	5	6	7	8	9	10

Inizio	Fine
Durata	

Sito del corpo	
Fronte	Retro
Sinistra	Destra

Gravità

1	2	3	4	5	6	7	8	9	10

Inizio	Fine
Durata	

Sito del corpo	
Fronte	Retro
Sinistra	Destra

Gravità

1	2	3	4	5	6	7	8	9	10

Energia

☆ ☆ ☆ ☆ ☆

Attività

☆ ☆ ☆ ☆ ☆

Dormire

☆ ☆ ☆ ☆ ☆

Altri sintomi	Trigger	Misure di soccorso

Commenti

Libro di bordo del dolore

Data :-		Lun	Mar	Mer	Gio	Ven	Sab	Dom

Area del dolore

Inizio	Fine

Durata

Sito del corpo

Fronte	Retro
Sinistra	**Destra**

Gravità									
1	2	3	4	5	6	7	8	9	10

Inizio	Fine

Durata

Sito del corpo

Fronte	Retro
Sinistra	**Destra**

Gravità									
1	2	3	4	5	6	7	8	9	10

Inizio	Fine

Durata

Sito del corpo

Fronte	Retro
Sinistra	**Destra**

Gravità									
1	2	3	4	5	6	7	8	9	10

Energia

☆ ☆ ☆ ☆ ☆

Attività

☆ ☆ ☆ ☆ ☆

Dormire

☆ ☆ ☆ ☆ ☆

Altri sintomi	Trigger	Misure di soccorso

Commenti

Libro di bordo del dolore

Data :-						
	Lun	Mar	Mer	Gio	Ven	Sab	Dom

Area del dolore

Inizio	Fine

Durata

Sito del corpo

Fronte	Retro
Sinistra	Destra

Gravità

1	2	3	4	5	6	7	8	9	10

Inizio	Fine

Durata

Sito del corpo

Fronte	Retro
Sinistra	Destra

Gravità

1	2	3	4	5	6	7	8	9	10

Inizio	Fine

Durata

Sito del corpo

Fronte	Retro
Sinistra	Destra

Gravità

1	2	3	4	5	6	7	8	9	10

Energia

☆ ☆ ☆ ☆ ☆

Attività

☆ ☆ ☆ ☆ ☆

Dormire

☆ ☆ ☆ ☆ ☆

Altri sintomi	Trigger	Misure di soccorso

Commenti

Libro di bordo del dolore

Data :-		Lun	Mar	Mer	Gio	Ven	Sab	Dom

Area del dolore

Inizio	Fine
Durata	

Sito del corpo	
Fronte	Retro
Sinistra	**Destra**

Gravità									
1	2	3	4	5	6	7	8	9	10

Inizio	Fine
Durata	

Sito del corpo	
Fronte	Retro
Sinistra	**Destra**

Gravità									
1	2	3	4	5	6	7	8	9	10

Inizio	Fine
Durata	

Sito del corpo	
Fronte	Retro
Sinistra	**Destra**

Gravità									
1	2	3	4	5	6	7	8	9	10

Energia

☆ ☆ ☆ ☆ ☆

Attività

☆ ☆ ☆ ☆ ☆

Dormire

☆ ☆ ☆ ☆ ☆

Altri sintomi	Trigger	Misure di soccorso

Commenti

Libro di bordo del dolore

Data :-		Lun	Mar	Mer	Gio	Ven	Sab	Dom

Area del dolore

Inizio	Fine
Durata	

Sito del corpo	
Fronte	Retro
Sinistra	Destra

Gravità

1	2	3	4	5	6	7	8	9	10

Inizio	Fine
Durata	

Sito del corpo	
Fronte	Retro
Sinistra	Destra

Gravità

1	2	3	4	5	6	7	8	9	10

Inizio	Fine
Durata	

Sito del corpo	
Fronte	Retro
Sinistra	Destra

Gravità

1	2	3	4	5	6	7	8	9	10

Energia

☆ ☆ ☆ ☆ ☆

Attività

☆ ☆ ☆ ☆ ☆

Dormire

☆ ☆ ☆ ☆ ☆

Altri sintomi	Trigger	Misure di soccorso

Commenti

Libro di bordo del dolore

Data :-		Lun	Mar	Mer	Gio	Ven	Sab	Dom

Area del dolore

Inizio	Fine

Durata

Sito del corpo

Fronte	Retro
Sinistra	Destra

Gravità

1	2	3	4	5	6	7	8	9	10

Inizio	Fine

Durata

Sito del corpo

Fronte	Retro
Sinistra	Destra

Gravità

1	2	3	4	5	6	7	8	9	10

Inizio	Fine

Durata

Sito del corpo

Fronte	Retro
Sinistra	Destra

Gravità

1	2	3	4	5	6	7	8	9	10

Energia

☆ ☆ ☆ ☆ ☆

Attività

☆ ☆ ☆ ☆ ☆

Dormire

☆ ☆ ☆ ☆ ☆

Altri sintomi	Trigger	Misure di soccorso

Commenti

Libro di bordo del dolore

Data :-	Lun	Mar	Mer	Gio	Ven	Sab	Dom

Area del dolore

Inizio	Fine

Durata	

Sito del corpo

Fronte	Retro
Sinistra	Destra

Gravità

1	2	3	4	5	6	7	8	9	10

Inizio	Fine

Durata	

Sito del corpo

Fronte	Retro
Sinistra	Destra

Gravità

1	2	3	4	5	6	7	8	9	10

Inizio	Fine

Durata	

Sito del corpo

Fronte	Retro
Sinistra	Destra

Gravità

1	2	3	4	5	6	7	8	9	10

Energia

☆ ☆ ☆ ☆ ☆

Attività

☆ ☆ ☆ ☆ ☆

Dormire

☆ ☆ ☆ ☆ ☆

Altri sintomi	Trigger	Misure di soccorso

Commenti

Libro di bordo del dolore

Data :-		Lun	Mar	Mer	Gio	Ven	Sab	Dom

Area del dolore

Inizio	Fine

Durata

Sito del corpo

Fronte	Retro
Sinistra	Destra

Gravità

1	2	3	4	5	6	7	8	9	10

Inizio	Fine

Durata

Sito del corpo

Fronte	Retro
Sinistra	Destra

Gravità

1	2	3	4	5	6	7	8	9	10

Inizio	Fine

Durata

Sito del corpo

Fronte	Retro
Sinistra	Destra

Gravità

1	2	3	4	5	6	7	8	9	10

Energia

☆ ☆ ☆ ☆ ☆

Attività

☆ ☆ ☆ ☆ ☆

Dormire

☆ ☆ ☆ ☆ ☆

Altri sintomi	Trigger	Misure di soccorso

Commenti

Libro di bordo del dolore

Data :-		Lun	Mar	Mer	Gio	Ven	Sab	Dom

Area del dolore

Inizio	Fine

Durata	

Sito del corpo

Fronte	Retro
Sinistra	Destra

Gravità

1	2	3	4	5	6	7	8	9	10

Inizio	Fine

Durata	

Sito del corpo

Fronte	Retro
Sinistra	Destra

Gravità

1	2	3	4	5	6	7	8	9	10

Inizio	Fine

Durata	

Sito del corpo

Fronte	Retro
Sinistra	Destra

Gravità

1	2	3	4	5	6	7	8	9	10

Energia

☆ ☆ ☆ ☆ ☆

Attività

☆ ☆ ☆ ☆ ☆

Dormire

☆ ☆ ☆ ☆ ☆

Altri sintomi	Trigger	Misure di soccorso

Commenti

Libro di bordo del dolore

Data :-	Lun	Mar	Mer	Gio	Ven	Sab	Dom

Area del dolore

Inizio	Fine

Durata

Sito del corpo

Fronte	Retro
Sinistra	Destra

Gravità

1	2	3	4	5	6	7	8	9	10

Inizio	Fine

Durata

Sito del corpo

Fronte	Retro
Sinistra	Destra

Gravità

1	2	3	4	5	6	7	8	9	10

Inizio	Fine

Durata

Sito del corpo

Fronte	Retro
Sinistra	Destra

Gravità

1	2	3	4	5	6	7	8	9	10

Energia

☆ ☆ ☆ ☆ ☆

Attività

☆ ☆ ☆ ☆ ☆

Dormire

☆ ☆ ☆ ☆ ☆

Altri sintomi	Trigger	Misure di soccorso

Commenti

Libro di bordo del dolore

Data :-		Lun	Mar	Mer	Gio	Ven	Sab	Dom

Area del dolore

Inizio	Fine
Durata	

Sito del corpo	
Fronte	Retro
Sinistra	Destra

Gravità

1	2	3	4	5	6	7	8	9	10

Inizio	Fine
Durata	

Sito del corpo	
Fronte	Retro
Sinistra	Destra

Gravità

1	2	3	4	5	6	7	8	9	10

Inizio	Fine
Durata	

Sito del corpo	
Fronte	Retro
Sinistra	Destra

Gravità

1	2	3	4	5	6	7	8	9	10

Energia

☆ ☆ ☆ ☆ ☆

Attività

★ ☆ ☆ ☆ ☆

Dormire

☆ ☆ ☆ ☆ ☆

Altri sintomi	Trigger	Misure di soccorso

Commenti

Libro di bordo del dolore

Data :-		Lun	Mar	Mer	Gio	Ven	Sab	Dom

Area del dolore

Energia
☆ ☆ ☆ ☆ ☆

Attività
☆ ☆ ☆ ☆ ☆

Dormire
☆ ☆ ☆ ☆ ☆

Inizio	Fine

Durata

Sito del corpo	
Fronte	Retro
Sinistra	Destra

Gravità

1	2	3	4	5	6	7	8	9	10

Inizio	Fine

Durata

Sito del corpo	
Fronte	Retro
Sinistra	Destra

Gravità

1	2	3	4	5	6	7	8	9	10

Inizio	Fine

Durata

Sito del corpo	
Fronte	Retro
Sinistra	Destra

Gravità

1	2	3	4	5	6	7	8	9	10

Altri sintomi	Trigger	Misure di soccorso

Commenti

Libro di bordo del dolore

Data :-		Lun	Mar	Mer	Gio	Ven	Sab	Dom

Area del dolore

Inizio	Fine

Durata

Sito del corpo

Fronte	Retro
Sinistra	Destra

Gravità

1	2	3	4	5	6	7	8	9	10

Inizio	Fine

Durata

Sito del corpo

Fronte	Retro
Sinistra	Destra

Gravità

1	2	3	4	5	6	7	8	9	10

Inizio	Fine

Durata

Sito del corpo

Fronte	Retro
Sinistra	Destra

Gravità

1	2	3	4	5	6	7	8	9	10

Energia

☆ ☆ ☆ ☆ ☆

Attività

☆ ☆ ☆ ☆ ☆

Dormire

☆ ☆ ☆ ☆ ☆

Altri sintomi	Trigger	Misure di soccorso

Commenti

Libro di bordo del dolore

Data :-		Lun	Mar	Mer	Gio	Ven	Sab	Dom

Area del dolore

Inizio	Fine

Durata

Sito del corpo

Fronte	Retro
Sinistra	Destra

Gravità

1	2	3	4	5	6	7	8	9	10

Inizio	Fine

Durata

Sito del corpo

Fronte	Retro
Sinistra	Destra

Gravità

1	2	3	4	5	6	7	8	9	10

Inizio	Fine

Durata

Sito del corpo

Fronte	Retro
Sinistra	Destra

Gravità

1	2	3	4	5	6	7	8	9	10

Energia

☆ ☆ ☆ ☆ ☆

Attività

☆ ☆ ☆ ☆ ☆

Dormire

☆ ☆ ☆ ☆ ☆

Altri sintomi	Trigger	Misure di soccorso

Commenti

Libro di bordo del dolore

Data :-		Lun	Mar	Mer	Gio	Ven	Sab	Dom

Area del dolore

Inizio	Fine

Durata

Sito del corpo

Fronte	Retro
Sinistra	Destra

Gravità

1	2	3	4	5	6	7	8	9	10

Inizio	Fine

Durata

Sito del corpo

Fronte	Retro
Sinistra	Destra

Gravità

1	2	3	4	5	6	7	8	9	10

Inizio	Fine

Durata

Sito del corpo

Fronte	Retro
Sinistra	Destra

Gravità

1	2	3	4	5	6	7	8	9	10

Energia

☆ ☆ ☆ ☆ ☆

Attività

☆ ☆ ☆ ☆ ☆

Dormire

☆ ☆ ☆ ☆ ☆

Altri sintomi	Trigger	Misure di soccorso

Commenti

Libro di bordo del dolore

Data :-		Lun	Mar	Mer	Gio	Ven	Sab	Dom

Area del dolore

Inizio	Fine
Durata	

Sito del corpo	
Fronte	Retro
Sinistra	Destra

Gravità

1	2	3	4	5	6	7	8	9	10

Inizio	Fine
Durata	

Sito del corpo	
Fronte	Retro
Sinistra	Destra

Gravità

1	2	3	4	5	6	7	8	9	10

Inizio	Fine
Durata	

Sito del corpo	
Fronte	Retro
Sinistra	Destra

Gravità

1	2	3	4	5	6	7	8	9	10

Energia

☆ ☆ ☆ ☆ ☆

Attività

☆ ☆ ☆ ☆ ☆

Dormire

☆ ☆ ☆ ☆ ☆

Altri sintomi	Trigger	Misure di soccorso

Commenti

Libro di bordo del dolore

Data :-		Lun	Mar	Mer	Gio	Ven	Sab	Dom

Area del dolore

Inizio	Fine
Durata	

Sito del corpo	
Fronte	**Retro**
Sinistra	**Destra**

Gravità									
1	2	3	4	5	6	7	8	9	10

Inizio	Fine
Durata	

Sito del corpo	
Fronte	**Retro**
Sinistra	**Destra**

Gravità									
1	2	3	4	5	6	7	8	9	10

Inizio	Fine
Durata	

Sito del corpo	
Fronte	**Retro**
Sinistra	**Destra**

Gravità									
1	2	3	4	5	6	7	8	9	10

Energia

☆ ☆ ☆ ☆ ☆

Attività

☆ ☆ ☆ ☆ ☆

Dormire

☆ ☆ ☆ ☆ ☆

Altri sintomi	Trigger	Misure di soccorso

Commenti

Libro di bordo del dolore

Data :-		Lun	Mar	Mer	Gio	Ven	Sab	Dom

Area del dolore

Inizio	Fine

Durata

Sito del corpo

Fronte	Retro
Sinistra	Destra

Gravità

1	2	3	4	5	6	7	8	9	10

Inizio	Fine

Durata

Sito del corpo

Fronte	Retro
Sinistra	Destra

Gravità

1	2	3	4	5	6	7	8	9	10

Inizio	Fine

Durata

Sito del corpo

Fronte	Retro
Sinistra	Destra

Gravità

1	2	3	4	5	6	7	8	9	10

Energia

☆ ☆ ☆ ☆ ☆

Attività

☆ ☆ ☆ ☆ ☆

Dormire

☆ ☆ ☆ ☆ ☆

Altri sintomi	Trigger	Misure di soccorso

Commenti

Libro di bordo del dolore

Data :-		Lun	Mar	Mer	Gio	Ven	Sab	Dom

Area del dolore

Inizio	Fine
Durata	

Sito del corpo	
Fronte	Retro
Sinistra	Destra

Gravità

1	2	3	4	5	6	7	8	9	10

Inizio	Fine
Durata	

Sito del corpo	
Fronte	Retro
Sinistra	Destra

Gravità

1	2	3	4	5	6	7	8	9	10

Inizio	Fine
Durata	

Sito del corpo	
Fronte	Retro
Sinistra	Destra

Gravità

1	2	3	4	5	6	7	8	9	10

Energia

☆ ☆ ☆ ☆ ☆

Attività

☆ ☆ ☆ ☆ ☆

Dormire

☆ ☆ ☆ ☆ ☆

Altri sintomi	Trigger	Misure di soccorso

Commenti

Libro di bordo del dolore

Data :-		Lun	Mar	Mer	Gio	Ven	Sab	Dom

Area del dolore

Inizio	Fine

Durata

Sito del corpo

Fronte	Retro
Sinistra	**Destra**

Gravità									
1	2	3	4	5	6	7	8	9	10

Inizio	Fine

Durata

Sito del corpo

Fronte	Retro
Sinistra	**Destra**

Gravità									
1	2	3	4	5	6	7	8	9	10

Inizio	Fine

Durata

Sito del corpo

Fronte	Retro
Sinistra	**Destra**

Gravità									
1	2	3	4	5	6	7	8	9	10

Energia

☆ ☆ ☆ ☆ ☆

Attività

☆ ☆ ☆ ☆ ☆

Dormire

☆ ☆ ☆ ☆ ☆

Altri sintomi	Trigger	Misure di soccorso

Commenti

Libro di bordo del dolore

Data :-		Lun	Mar	Mer	Gio	Ven	Sab	Dom

Area del dolore

Inizio	Fine

Durata	

Sito del corpo

Fronte	Retro
Sinistra	Destra

Gravità

1	2	3	4	5	6	7	8	9	10

Inizio	Fine

Durata	

Sito del corpo

Fronte	Retro
Sinistra	Destra

Gravità

1	2	3	4	5	6	7	8	9	10

Inizio	Fine

Durata	

Sito del corpo

Fronte	Retro
Sinistra	Destra

Gravità

1	2	3	4	5	6	7	8	9	10

Energia

☆ ☆ ☆ ☆ ☆

Attività

☆ ☆ ☆ ☆ ☆

Dormire

☆ ☆ ☆ ☆ ☆

Altri sintomi	Trigger	Misure di soccorso

Commenti

Libro di bordo del dolore

Data :-		Lun	Mar	Mer	Gio	Ven	Sab	Dom

Area del dolore

Inizio	Fine

Durata

Sito del corpo

Fronte	Retro
Sinistra	**Destra**

Gravità									
1	2	3	4	5	6	7	8	9	10

Inizio	Fine

Durata

Sito del corpo

Fronte	Retro
Sinistra	**Destra**

Gravità									
1	2	3	4	5	6	7	8	9	10

Inizio	Fine

Durata

Sito del corpo

Fronte	Retro
Sinistra	**Destra**

Gravità									
1	2	3	4	5	6	7	8	9	10

Energia

☆ ☆ ☆ ☆ ☆

Attività

☆ ☆ ☆ ☆ ☆

Dormire

☆ ☆ ☆ ☆ ☆

Altri sintomi	Trigger	Misure di soccorso

Commenti

Libro di bordo del dolore

Data :- | Lun | Mar | Mer | Gio | Ven | Sab | Dom

Area del dolore

Inizio	Fine
Durata	

Sito del corpo	
Fronte	**Retro**
Sinistra	**Destra**

Gravità

1	2	3	4	5	6	7	8	9	10

Inizio	Fine
Durata	

Sito del corpo	
Fronte	**Retro**
Sinistra	**Destra**

Gravità

1	2	3	4	5	6	7	8	9	10

Inizio	Fine
Durata	

Sito del corpo	
Fronte	**Retro**
Sinistra	**Destra**

Gravità

1	2	3	4	5	6	7	8	9	10

Energia

☆ ☆ ☆ ☆ ☆

Attività

☆ ☆ ☆ ☆ ☆

Dormire

☆ ☆ ☆ ☆ ☆

Altri sintomi	Trigger	Misure di soccorso

Commenti

Libro di bordo del dolore

Data :-	Lun	Mar	Mer	Gio	Ven	Sab	Dom

Area del dolore

Inizio	Fine

Durata

Sito del corpo

Fronte	Retro
Sinistra	Destra

Gravità

1	2	3	4	5	6	7	8	9	10

Inizio	Fine

Durata

Sito del corpo

Fronte	Retro
Sinistra	Destra

Gravità

1	2	3	4	5	6	7	8	9	10

Inizio	Fine

Durata

Sito del corpo

Fronte	Retro
Sinistra	Destra

Gravità

1	2	3	4	5	6	7	8	9	10

Energia

☆ ☆ ☆ ☆ ☆

Attività

☆ ☆ ☆ ☆ ☆

Dormire

☆ ☆ ☆ ☆ ☆

Altri sintomi	Trigger	Misure di soccorso

Commenti

Libro di bordo del dolore

Data :-		Lun	Mar	Mer	Gio	Ven	Sab	Dom

Area del dolore

Inizio	Fine

Durata

Sito del corpo	
Fronte	Retro
Sinistra	Destra

Gravità

1	2	3	4	5	6	7	8	9	10

Inizio	Fine

Durata

Sito del corpo	
Fronte	Retro
Sinistra	Destra

Gravità

1	2	3	4	5	6	7	8	9	10

Inizio	Fine

Durata

Sito del corpo	
Fronte	Retro
Sinistra	Destra

Gravità

1	2	3	4	5	6	7	8	9	10

Energia

☆ ☆ ☆ ☆ ☆

Attività

☆ ☆ ☆ ☆ ☆

Dormire

☆ ☆ ☆ ☆ ☆

Altri sintomi	Trigger	Misure di soccorso

Commenti

Libro di bordo del dolore

Data :-		Lun	Mar	Mer	Gio	Ven	Sab	Dom

Area del dolore

Energia

☆ ☆ ☆ ☆ ☆

Attività

☆ ☆ ☆ ☆ ☆

Dormire

☆ ☆ ☆ ☆ ☆

Inizio	Fine

Durata

Sito del corpo

Fronte	Retro
Sinistra	**Destra**

Gravità

1	2	3	4	5	6	7	8	9	10

Inizio	Fine

Durata

Sito del corpo

Fronte	Retro
Sinistra	**Destra**

Gravità

1	2	3	4	5	6	7	8	9	10

Inizio	Fine

Durata

Sito del corpo

Fronte	Retro
Sinistra	**Destra**

Gravità

1	2	3	4	5	6	7	8	9	10

Altri sintomi	Trigger	Misure di soccorso

Commenti

Libro di bordo del dolore

Data :-		Lun	Mar	Mer	Gio	Ven	Sab	Dom

Area del dolore

Inizio	Fine

Durata

Sito del corpo

Fronte	Retro
Sinistra	Destra

Gravità									
1	2	3	4	5	6	7	8	9	10

Inizio	Fine

Durata

Sito del corpo

Fronte	Retro
Sinistra	Destra

Gravità									
1	2	3	4	5	6	7	8	9	10

Inizio	Fine

Durata

Sito del corpo

Fronte	Retro
Sinistra	Destra

Gravità									
1	2	3	4	5	6	7	8	9	10

Energia

☆ ☆ ☆ ☆ ☆

Attività

☆ ☆ ☆ ☆ ☆

Dormire

☆ ☆ ☆ ☆ ☆

Altri sintomi	Trigger	Misure di soccorso

Commenti

Libro di bordo del dolore

Data :-		Lun	Mar	Mer	Gio	Ven	Sab	Dom

Area del dolore

Inizio	Fine
Durata	

Sito del corpo	
Fronte	Retro
Sinistra	**Destra**

Gravità									
1	2	3	4	5	6	7	8	9	10

Inizio	Fine
Durata	

Sito del corpo	
Fronte	Retro
Sinistra	**Destra**

Gravità									
1	2	3	4	5	6	7	8	9	10

Inizio	Fine
Durata	

Sito del corpo	
Fronte	Retro
Sinistra	**Destra**

Gravità									
1	2	3	4	5	6	7	8	9	10

Energia
☆ ☆ ☆ ☆ ☆
Attività
☆ ☆ ☆ ☆ ☆
Dormire
☆ ☆ ☆ ☆ ☆

Altri sintomi	Trigger	Misure di soccorso

Commenti

Libro di bordo del dolore

Data :-		Lun	Mar	Mer	Gio	Ven	Sab	Dom

Area del dolore

Inizio	Fine		Sito del corpo	
Durata			Fronte	Retro
			Sinistra	Destra

Gravità									
1	2	3	4	5	6	7	8	9	10

Inizio	Fine		Sito del corpo	
Durata			Fronte	Retro
			Sinistra	Destra

Gravità									
1	2	3	4	5	6	7	8	9	10

Inizio	Fine		Sito del corpo	
Durata			Fronte	Retro
			Sinistra	Destra

Gravità									
1	2	3	4	5	6	7	8	9	10

Energia

☆ ☆ ☆ ☆ ☆

Attività

☆ ☆ ☆ ☆ ☆

Dormire

☆ ☆ ☆ ☆ ☆

Altri sintomi	Trigger	Misure di soccorso

Commenti

Libro di bordo del dolore

Data :-		Lun	Mar	Mer	Gio	Ven	Sab	Dom

Area del dolore

Inizio	Fine	Sito del corpo	
Durata		Fronte	Retro
		Sinistra	Destra

Gravità

1	2	3	4	5	6	7	8	9	10

Inizio	Fine	Sito del corpo	
Durata		Fronte	Retro
		Sinistra	Destra

Gravità

1	2	3	4	5	6	7	8	9	10

Inizio	Fine	Sito del corpo	
Durata		Fronte	Retro
		Sinistra	Destra

Gravità

1	2	3	4	5	6	7	8	9	10

Energia

☆ ☆ ☆ ☆ ☆

Attività

☆ ☆ ☆ ☆ ☆

Dormire

☆ ☆ ☆ ☆ ☆

Altri sintomi	Trigger	Misure di soccorso

Commenti

Libro di bordo del dolore

Data :-		Lun	Mar	Mer	Gio	Ven	Sab	Dom

Area del dolore

Inizio	Fine

Durata

Sito del corpo

Fronte	Retro
Sinistra	Destra

Gravità

1	2	3	4	5	6	7	8	9	10

Inizio	Fine

Durata

Sito del corpo

Fronte	Retro
Sinistra	Destra

Gravità

1	2	3	4	5	6	7	8	9	10

Inizio	Fine

Durata

Sito del corpo

Fronte	Retro
Sinistra	Destra

Gravità

1	2	3	4	5	6	7	8	9	10

Energia

☆ ☆ ☆ ☆ ☆

Attività

☆ ☆ ☆ ☆ ☆

Dormire

☆ ☆ ☆ ☆ ☆

Altri sintomi	Trigger	Misure di soccorso

Commenti

Libro di bordo del dolore

Data :-		Lun	Mar	Mer	Gio	Ven	Sab	Dom

Area del dolore

Inizio	Fine

Durata

Sito del corpo

Fronte	Retro
Sinistra	Destra

Gravità

1	2	3	4	5	6	7	8	9	10

Inizio	Fine

Durata

Sito del corpo

Fronte	Retro
Sinistra	Destra

Gravità

1	2	3	4	5	6	7	8	9	10

Inizio	Fine

Durata

Sito del corpo

Fronte	Retro
Sinistra	Destra

Gravità

1	2	3	4	5	6	7	8	9	10

Energia

☆ ☆ ☆ ☆ ☆

Attività

☆ ☆ ☆ ☆ ☆

Dormire

☆ ☆ ☆ ☆ ☆

Altri sintomi	Trigger	Misure di soccorso

Commenti

Libro di bordo del dolore

Data :-		Lun	Mar	Mer	Gio	Ven	Sab	Dom

Area del dolore

Inizio	Fine

Durata

Sito del corpo

Fronte	Retro
Sinistra	Destra

Gravità

1	2	3	4	5	6	7	8	9	10

Inizio	Fine

Durata

Sito del corpo

Fronte	Retro
Sinistra	Destra

Gravità

1	2	3	4	5	6	7	8	9	10

Inizio	Fine

Durata

Sito del corpo

Fronte	Retro
Sinistra	Destra

Gravità

1	2	3	4	5	6	7	8	9	10

Energia

☆ ☆ ☆ ☆ ☆

Attività

☆ ☆ ☆ ☆ ☆

Dormire

☆ ☆ ☆ ☆ ☆

Altri sintomi	Trigger	Misure di soccorso

Commenti

Libro di bordo del dolore

Data :-	Lun	Mar	Mer	Gio	Ven	Sab	Dom

Area del dolore

Inizio	Fine

Durata

Sito del corpo

Fronte	Retro
Sinistra	**Destra**

Gravità									
1	2	3	4	5	6	7	8	9	10

Inizio	Fine

Durata

Sito del corpo

Fronte	Retro
Sinistra	**Destra**

Gravità									
1	2	3	4	5	6	7	8	9	10

Inizio	Fine

Durata

Sito del corpo

Fronte	Retro
Sinistra	**Destra**

Gravità									
1	2	3	4	5	6	7	8	9	10

Energia
☆ ☆ ☆ ☆ ☆

Attività
☆ ☆ ☆ ☆ ☆

Dormire
☆ ☆ ☆ ☆ ☆

Altri sintomi	Trigger	Misure di soccorso

Commenti

Libro di bordo del dolore

Data :-		Lun	Mar	Mer	Gio	Ven	Sab	Dom

Area del dolore

Inizio	Fine

Durata	

Sito del corpo

Fronte	Retro
Sinistra	Destra

Gravità

1	2	3	4	5	6	7	8	9	10

Inizio	Fine

Durata	

Sito del corpo

Fronte	Retro
Sinistra	Destra

Gravità

1	2	3	4	5	6	7	8	9	10

Inizio	Fine

Durata	

Sito del corpo

Fronte	Retro
Sinistra	Destra

Gravità

1	2	3	4	5	6	7	8	9	10

Energia

☆ ☆ ☆ ☆ ☆

Attività

☆ ☆ ☆ ☆ ☆

Dormire

☆ ☆ ☆ ☆ ☆

Altri sintomi	Trigger	Misure di soccorso

Commenti

Libro di bordo del dolore

Data :-		Lun	Mar	Mer	Gio	Ven	Sab	Dom

Area del dolore

Inizio	Fine

Durata

Sito del corpo

Fronte	Retro
Sinistra	Destra

Gravità

1	2	3	4	5	6	7	8	9	10

Inizio	Fine

Durata

Sito del corpo

Fronte	Retro
Sinistra	Destra

Gravità

1	2	3	4	5	6	7	8	9	10

Inizio	Fine

Durata

Sito del corpo

Fronte	Retro
Sinistra	Destra

Gravità

1	2	3	4	5	6	7	8	9	10

Energia

☆ ☆ ☆ ☆ ☆

Attività

☆ ☆ ☆ ☆ ☆

Dormire

☆ ☆ ☆ ☆ ☆

Altri sintomi	Trigger	Misure di soccorso

Commenti

Libro di bordo del dolore

Data :-		Lun	Mar	Mer	Gio	Ven	Sab	Dom

Area del dolore

Energia
☆ ☆ ☆ ☆ ☆

Attività
☆ ☆ ☆ ☆ ☆

Dormire
☆ ☆ ☆ ☆ ☆

Inizio	Fine
Durata	

Sito del corpo	
Fronte	Retro
Sinistra	Destra

Gravità

1	2	3	4	5	6	7	8	9	10

Inizio	Fine
Durata	

Sito del corpo	
Fronte	Retro
Sinistra	Destra

Gravità

1	2	3	4	5	6	7	8	9	10

Inizio	Fine
Durata	

Sito del corpo	
Fronte	Retro
Sinistra	Destra

Gravità

1	2	3	4	5	6	7	8	9	10

Altri sintomi	Trigger	Misure di soccorso

Commenti

Libro di bordo del dolore

Data :-		Lun	Mar	Mer	Gio	Ven	Sab	Dom

Area del dolore

Inizio	Fine

Durata

Sito del corpo

Fronte	Retro
Sinistra	**Destra**

Gravità

1	2	3	4	5	6	7	8	9	10

Inizio	Fine

Durata

Sito del corpo

Fronte	Retro
Sinistra	**Destra**

Gravità

1	2	3	4	5	6	7	8	9	10

Inizio	Fine

Durata

Sito del corpo

Fronte	Retro
Sinistra	**Destra**

Gravità

1	2	3	4	5	6	7	8	9	10

Energia

☆ ☆ ☆ ☆ ☆

Attività

☆ ☆ ☆ ☆ ☆

Dormire

☆ ☆ ☆ ☆ ☆

Altri sintomi	Trigger	Misure di soccorso

Commenti

Libro di bordo del dolore

Data :-	Lun	Mar	Mer	Gio	Ven	Sab	Dom

Area del dolore

Inizio	Fine

Durata

Sito del corpo

Fronte	Retro
Sinistra	Destra

Gravità

1	2	3	4	5	6	7	8	9	10

Inizio	Fine

Durata

Sito del corpo

Fronte	Retro
Sinistra	Destra

Gravità

1	2	3	4	5	6	7	8	9	10

Inizio	Fine

Durata

Sito del corpo

Fronte	Retro
Sinistra	Destra

Gravità

1	2	3	4	5	6	7	8	9	10

Energia

☆ ☆ ☆ ☆ ☆

Attività

☆ ☆ ☆ ☆ ☆

Dormire

☆ ☆ ☆ ☆ ☆

Altri sintomi	Trigger	Misure di soccorso

Commenti

Libro di bordo del dolore

Data :-		Lun	Mar	Mer	Gio	Ven	Sab	Dom

Area del dolore

Inizio	Fine

Durata

Sito del corpo

Fronte	Retro
Sinistra	Destra

Gravità

1	2	3	4	5	6	7	8	9	10

Inizio	Fine

Durata

Sito del corpo

Fronte	Retro
Sinistra	Destra

Gravità

1	2	3	4	5	6	7	8	9	10

Inizio	Fine

Durata

Sito del corpo

Fronte	Retro
Sinistra	Destra

Gravità

1	2	3	4	5	6	7	8	9	10

Energia

☆ ☆ ☆ ☆ ☆

Attività

☆ ☆ ☆ ☆ ☆

Dormire

☆ ☆ ☆ ☆ ☆

Altri sintomi	Trigger	Misure di soccorso

Commenti

Libro di bordo del dolore

Data :-		Lun	Mar	Mer	Gio	Ven	Sab	Dom

Area del dolore

Inizio	Fine

Durata	

Sito del corpo

Fronte	Retro
Sinistra	Destra

Gravità

1	2	3	4	5	6	7	8	9	10

Inizio	Fine

Durata	

Sito del corpo

Fronte	Retro
Sinistra	Destra

Gravità

1	2	3	4	5	6	7	8	9	10

Inizio	Fine

Durata	

Sito del corpo

Fronte	Retro
Sinistra	Destra

Gravità

1	2	3	4	5	6	7	8	9	10

Energia

☆ ☆ ☆ ☆ ☆

Attività

☆ ☆ ☆ ☆ ☆

Dormire

☆ ☆ ☆ ☆ ☆

Altri sintomi	Trigger	Misure di soccorso

Commenti

Libro di bordo del dolore

| Data :- | | Lun | Mar | Mer | Gio | Ven | Sab | Dom |

Area del dolore

Inizio	Fine

Durata

Sito del corpo

Fronte	Retro
Sinistra	Destra

Gravità

| 1 | 2 | 3 | 4 | 5 | 6 | 7 | 8 | 9 | 10 |

Inizio	Fine

Durata

Sito del corpo

Fronte	Retro
Sinistra	Destra

Gravità

| 1 | 2 | 3 | 4 | 5 | 6 | 7 | 8 | 9 | 10 |

Inizio	Fine

Durata

Sito del corpo

Fronte	Retro
Sinistra	Destra

Gravità

| 1 | 2 | 3 | 4 | 5 | 6 | 7 | 8 | 9 | 10 |

Energia

☆ ☆ ☆ ☆ ☆

Attività

☆ ☆ ☆ ☆ ☆

Dormire

☆ ☆ ☆ ☆ ☆

Altri sintomi	Trigger	Misure di soccorso

Commenti

Libro di bordo del dolore

Data :-		Lun	Mar	Mer	Gio	Ven	Sab	Dom

Area del dolore

Inizio	Fine		Sito del corpo	
Durata			Fronte	Retro
			Sinistra	Destra

Gravità

1	2	3	4	5	6	7	8	9	10

Inizio	Fine		Sito del corpo	
Durata			Fronte	Retro
			Sinistra	Destra

Gravità

1	2	3	4	5	6	7	8	9	10

Inizio	Fine		Sito del corpo	
Durata			Fronte	Retro
			Sinistra	Destra

Gravità

1	2	3	4	5	6	7	8	9	10

Energia

☆ ☆ ☆ ☆ ☆

Attività

☆ ☆ ☆ ☆ ☆

Dormire

☆ ☆ ☆ ☆ ☆

Altri sintomi	Trigger	Misure di soccorso

Commenti

Libro di bordo del dolore

Data :-		Lun	Mar	Mer	Gio	Ven	Sab	Dom

Area del dolore

Inizio	Fine		Sito del corpo	
Durata			Fronte	Retro
			Sinistra	Destra

Gravità

1	2	3	4	5	6	7	8	9	10

Inizio	Fine		Sito del corpo	
Durata			Fronte	Retro
			Sinistra	Destra

Gravità

1	2	3	4	5	6	7	8	9	10

Inizio	Fine		Sito del corpo	
Durata			Fronte	Retro
			Sinistra	Destra

Gravità

1	2	3	4	5	6	7	8	9	10

Energia

☆ ☆ ☆ ☆ ☆

Attività

☆ ☆ ☆ ☆ ☆

Dormire

☆ ☆ ☆ ☆ ☆

Altri sintomi	Trigger	Misure di soccorso

Commenti

Libro di bordo del dolore

Data :-		Lun	Mar	Mer	Gio	Ven	Sab	Dom

Area del dolore

Inizio / Fine

Inizio	Fine

Durata

Sito del corpo

Sito del corpo

Fronte	Retro
Sinistra	Destra

Gravità

1	2	3	4	5	6	7	8	9	10

Inizio	Fine

Durata

Sito del corpo

Fronte	Retro
Sinistra	Destra

Gravità

1	2	3	4	5	6	7	8	9	10

Inizio	Fine

Durata

Sito del corpo

Fronte	Retro
Sinistra	Destra

Gravità

1	2	3	4	5	6	7	8	9	10

Energia

☆ ☆ ☆ ☆ ☆

Attività

☆ ☆ ☆ ☆ ☆

Dormire

☆ ☆ ☆ ☆ ☆

Altri sintomi	Trigger	Misure di soccorso

Commenti

Libro di bordo del dolore

Data :-	Lun	Mar	Mer	Gio	Ven	Sab	Dom

Area del dolore

Inizio	Fine

Durata

Sito del corpo

Fronte	Retro
Sinistra	Destra

Gravità

1	2	3	4	5	6	7	8	9	10

Inizio	Fine

Durata

Sito del corpo

Fronte	Retro
Sinistra	Destra

Gravità

1	2	3	4	5	6	7	8	9	10

Inizio	Fine

Durata

Sito del corpo

Fronte	Retro
Sinistra	Destra

Gravità

1	2	3	4	5	6	7	8	9	10

Energia

☆ ☆ ☆ ☆ ☆

Attività

☆ ☆ ☆ ☆ ☆

Dormire

☆ ☆ ☆ ☆ ☆

Altri sintomi	Trigger	Misure di soccorso

Commenti

Libro di bordo del dolore

Data :-		Lun	Mar	Mer	Gio	Ven	Sab	Dom

Area del dolore

Inizio	Fine
Durata	

Sito del corpo	
Fronte	Retro
Sinistra	Destra

Gravità									
1	2	3	4	5	6	7	8	9	10

Inizio	Fine
Durata	

Sito del corpo	
Fronte	Retro
Sinistra	Destra

Gravità									
1	2	3	4	5	6	7	8	9	10

Inizio	Fine
Durata	

Sito del corpo	
Fronte	Retro
Sinistra	Destra

Gravità									
1	2	3	4	5	6	7	8	9	10

Energia

☆ ☆ ☆ ☆ ☆

Attività

☆ ☆ ☆ ☆ ☆

Dormire

☆ ☆ ☆ ☆ ☆

Altri sintomi	Trigger	Misure di soccorso

Commenti

Libro di bordo del dolore

Data :-		Lun	Mar	Mer	Gio	Ven	Sab	Dom

Area del dolore

Inizio	Fine

Durata

Sito del corpo

Fronte	Retro
Sinistra	Destra

Gravità

1	2	3	4	5	6	7	8	9	10

Inizio	Fine

Durata

Sito del corpo

Fronte	Retro
Sinistra	Destra

Gravità

1	2	3	4	5	6	7	8	9	10

Inizio	Fine

Durata

Sito del corpo

Fronte	Retro
Sinistra	Destra

Gravità

1	2	3	4	5	6	7	8	9	10

Energia

☆ ☆ ☆ ☆ ☆

Attività

☆ ☆ ☆ ☆ ☆

Dormire

☆ ☆ ☆ ☆ ☆

Altri sintomi	Trigger	Misure di soccorso

Commenti

Libro di bordo del dolore

Data :-		Lun	Mar	Mer	Gio	Ven	Sab	Dom

Area del dolore

Inizio	Fine
Durata	

Sito del corpo	
Fronte	Retro
Sinistra	Destra

Gravità									
1	2	3	4	5	6	7	8	9	10

Inizio	Fine
Durata	

Sito del corpo	
Fronte	Retro
Sinistra	Destra

Gravità									
1	2	3	4	5	6	7	8	9	10

Inizio	Fine
Durata	

Sito del corpo	
Fronte	Retro
Sinistra	Destra

Gravità									
1	2	3	4	5	6	7	8	9	10

Energia

☆ ☆ ☆ ☆ ☆

Attività

☆ ☆ ☆ ☆ ☆

Dormire

☆ ☆ ☆ ☆ ☆

Altri sintomi	Trigger	Misure di soccorso

Commenti

Libro di bordo del dolore

Data :-		Lun	Mar	Mer	Gio	Ven	Sab	Dom

Area del dolore

Inizio	Fine

Durata

Sito del corpo

Fronte	Retro
Sinistra	Destra

Gravità

1	2	3	4	5	6	7	8	9	10

Inizio	Fine

Durata

Sito del corpo

Fronte	Retro
Sinistra	Destra

Gravità

1	2	3	4	5	6	7	8	9	10

Inizio	Fine

Durata

Sito del corpo

Fronte	Retro
Sinistra	Destra

Gravità

1	2	3	4	5	6	7	8	9	10

Energia

☆ ☆ ☆ ☆ ☆

Attività

☆ ☆ ☆ ☆ ☆

Dormire

☆ ☆ ☆ ☆ ☆

Altri sintomi	Trigger	Misure di soccorso

Commenti

Libro di bordo del dolore

Data :-		Lun	Mar	Mer	Gio	Ven	Sab	Dom

Area del dolore

Inizio	Fine

Durata

Sito del corpo

Fronte	Retro
Sinistra	Destra

Gravità

1	2	3	4	5	6	7	8	9	10

Inizio	Fine

Durata

Sito del corpo

Fronte	Retro
Sinistra	Destra

Gravità

1	2	3	4	5	6	7	8	9	10

Inizio	Fine

Durata

Sito del corpo

Fronte	Retro
Sinistra	Destra

Gravità

1	2	3	4	5	6	7	8	9	10

Energia

☆ ☆ ☆ ☆ ☆

Attività

☆ ☆ ☆ ☆ ☆

Dormire

☆ ☆ ☆ ☆ ☆

Altri sintomi	Trigger	Misure di soccorso

Commenti

www.ingramcontent.com/pod-product-compliance
Lightning Source LLC
LaVergne TN
LVHW010546200726
843506LV00013B/2941